AF603750

GLORIA PALOMARES ORTIZ Y
JOSÉ ANTONIO MARTÍNEZ LOZANO

¿NOS ENTENDEMOS?

Vocabulario médico popular para jóvenes sanitarios

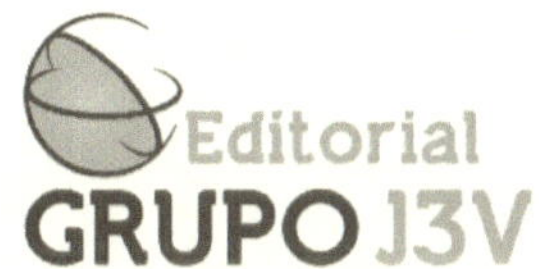

2da. Edición.

¿NOS ENTENDEMOS? VOCABULARIO MÉDICO POPULAR PARA JÓVENES SANITARIOS

Segunda edición: noviembre de 2024

Primera edición: 2019

Editorial Grupo J3V

Editado por Sol A. Ramos De Abreu

ISBN: 978-84-129463-0-7

DEPÓSITO LEGAL: MU 1456-2024

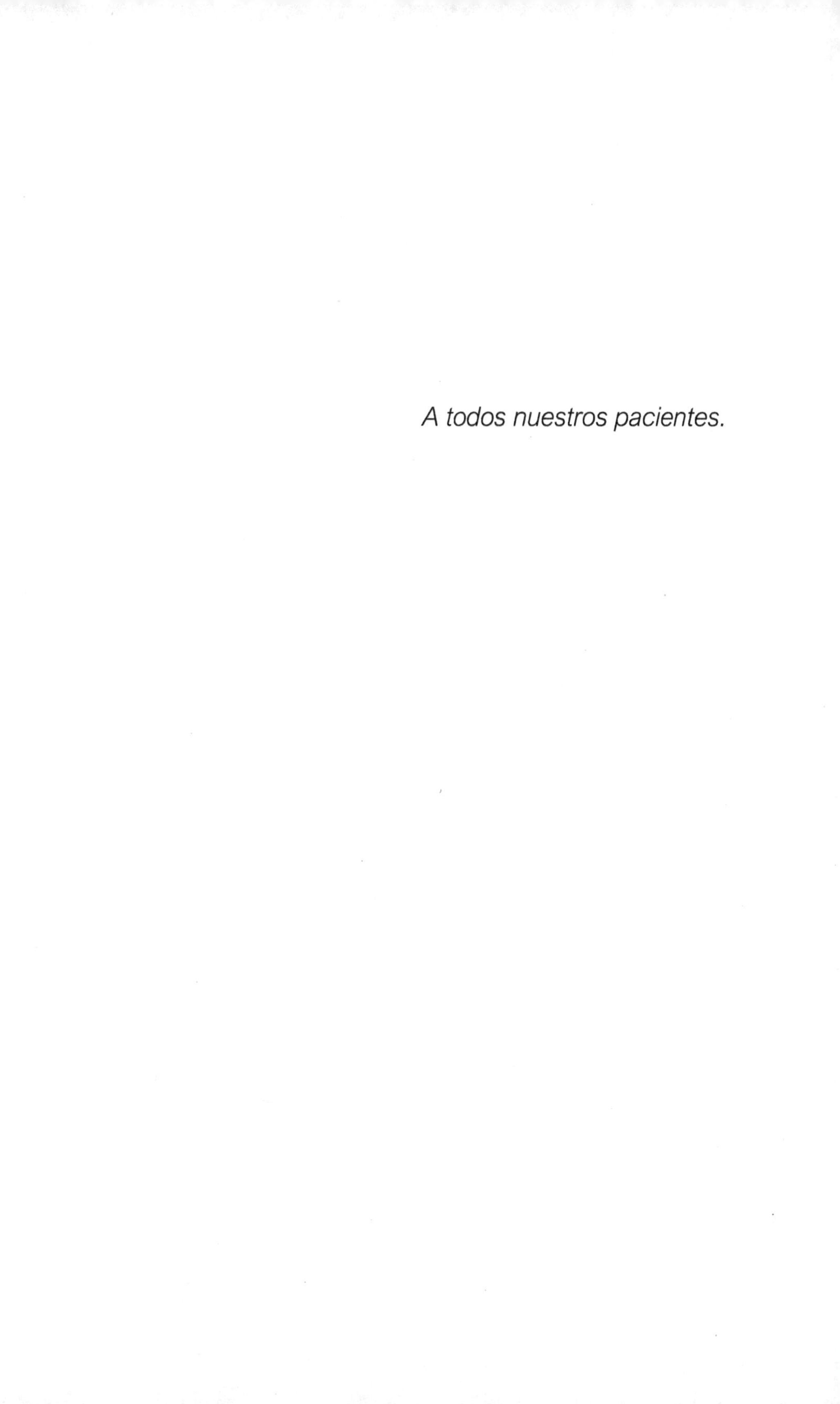

A todos nuestros pacientes.

«Que su carácter sea el de una persona noble; como tal se conducirá honorable y amigablemente por el mundo». «El médico debe ser sociable, pues una índole huraña es refractaria tanto para la persona enferma como la sana».

Hipócrates. Siglo V a J.C.

ÍNDICE

INTRODUCCIÓN

Murcia, como la práctica totalidad de la Península Ibérica, es una tierra en la que el trasiego de poblaciones ha sido constante, habiendo originado una pronunciación particular y una importante riqueza lingüística. Ambas cosas son causa de orgullo, puesto que no son más que el reflejo de una región en la que a lo largo de su historia se han establecido iberos, cartagineses, romanos, visigodos, árabes, castellanos, aragoneses, catalanes, andaluces, y, últimamente, oleadas de inmigrantes sudamericanos, magrebíes, subsaharianos y europeos, pueblos que han ido transfiriendo léxico y formas de hablar desde sus territorios de origen.

No sabemos qué adquirió el latín de la lengua ibérica, pero sí que la transformación del latín en lenguas romances tomó diversos cauces e incorporó multitud de palabras árabes a partir de la invasión musulmana de la península en el año 711. Dos años después, en nuestra región se reconoció la soberanía islámica y el rey visigodo Teodomiro firmó el pacto de Tudmir, por el que se otorgaba autonomía política a la provincia, que llevaría su nombre, y que abarcaba desde Lucentum (Alicante) a Eliocroca (Lorca) por la costa, y Begastri (Cehegín), Eiio (Hellín) y Balantala (Villena) por el interior. Durante los siglos posteriores, Abderramán II fundó Medina Mursiya, ciudad que llegó a tener 28 000 habitantes en el S. XII, y se desarrolló la huerta gracias a la construcción de infraestructuras que mejoraron las ya existentes. El rey Muhammad Ibn Mardanish, el Rey Lobo, expandiría las fronteras del Reino de Mursiya hasta Albacete, Jaén y Carmona. Poco después, Ibn Hud, el último rey musulmán, llegaría hasta Málaga. En 1243, el Pacto de Alcaraz supuso la entrega del Reino a Castilla. Por entonces, en Mursiya se hablaba un dialecto latino plagado de arabismos.

En 1260, una sublevación de los mudéjares obligó a Alfonso X, rey de Castilla, a solicitar auxilio a Jaime I de Aragón. En pago a su intervención, colonos aragoneses y catalanes, diez mil hombres de sus huestes según la Crónica de Jaime I, se establecieron en la región. Por otro lado, aunque de menor relevancia, existió una repoblación de colonos y soldados provenientes de Castilla, puesto que en la conquista de Murcia tomaron parte las Órdenes de Santiago, cuya sede estaba en Uclés (Cuenca), la Orden de Calatrava (Ciudad Real) y las Órdenes del Temple y San Juan de Jerusalén. También durante siglos fluyeron presos de forma constante a redimir sus penas en los castillos fronterizos con el reino de Granada; su habla vendría con ellos.

De la misma forma que habitantes del norte colonizaron el antiguo Reino de Mursiya, los murcianos ocuparon tierras del antiguo Reino de Granada hasta la definitiva expulsión de los moriscos en 1613, en virtud de los constantes levantamientos, represalias y destierros de los mudéjares, fundiendo su manera de hablar con el habla andaluza.

Recapitulando, en Murcia convergieron el castellano, el aragonés y el catalán, y persistieron multitud de palabras árabes. Esta circunstancia hace que en la actualidad muchos profesionales no autóctonos, como son los autores de este pequeño libro, no comprendan con frecuencia el significado de multitud de vocablos singulares de esta tierra, y que forman parte de una identidad cultural fruto de una historia que continúa todavía escribiéndose.

Más que autores nos consideramos recopiladores, puesto que son cientos de pacientes y compañeros de profesión los que han ido aportando durante años los términos que hemos ido recogiendo. Hemos querido mostrar unas expresiones vigentes y otras ya moribundas, tanto con el fin de entender y hacernos entender mejor con nuestros pacientes, como con el de aportar una visión histórica y respetuosa a formas de hablar que, aunque nos hagan sonreír, son correctísimas. Muchas de ellas están admitidas por la Real Academia Española de la Lengua, y así lo reflejamos con un asterisco junto a dichas referencias; otras han sido usadas en grandes obras literarias, y otras son sencillamente el reflejo de una forma de vida que ya se ha extinguido, pero que persiste en el lenguaje de nuestros mayores.

Esperamos que os entretengáis y disfrutéis «un ratico».

ANATOMÍA

ahí abajo. Zona vulvar. «Me pica ahí abajo». Expresión usada tanto en España como en México.

anca*[1]. La nalga o el muslo de una persona. Aunque el DRAE refiere que la última acepción está en desuso, en Murcia se utiliza para señalar cualquiera de los dos lugares.

boca del cuerpo. Escuchado como la vagina en el Noroeste murciano, aunque se han encontrado también referencias del uso de esta expresión en la Comarca de la Vera, en Cáceres.

bollo*. Vulva. Según el DRAE[2], de uso coloquial en Cuba y en Rep. Dominicana, aunque también se ha documentado en diccionarios de términos populares en Venezuela, Puerto Rico y también en Murcia.

canilla*. Del lat. *cannella, dim de canna* 'caña'. 1. Cada uno de los huesos largos de la pierna o del brazo, y especialmente la tibia. 2. La pierna, especialmente si es muy delgada. Con esta última definición es como más se utiliza en Murcia. «Doctor, después de lo malo que ha estao, mire usté que canillas se le han quedao».

cara del culo. La parte más prominente y posterior del culo.

coyuntura*. Del lat. *cum iunctura*. Unir con. Articulación o trabazón movible de un hueso con otro. Los médicos le llamamos habitualmente articulación.

---

[1] * Palabra admitida por la Real Academia Española de la Lengua.

[2] DRAE. Diccionario de la Real Academia de la Lengua.

cuello del pie. Tobillo.

cuscusilla*. Del lat. *culi casella*. Casita del culo. Curcusilla significa extremo del espinazo en las aves, aunque habitualmente en nuestra región pronunciamos *cuscusilla*.

chichi* o chocho. La primera palabra se define por el DRAE como coño o vulva y vagina. Parece una derivación educada de chocho, palabra de etimología incierta, puesto que puede provenir del quechua *chuchu*, semilla comestible del tarhui que se remoja para extraerle el amargor y la acidez antes de consumirla o también del mozárabe *sos*, derivado del latín *salsus*, salado. A partir de los distintos significados de chocho pueden establecerse analogías con la acepción popular a la que nos referimos. Estos son. 1. Altramuz 2. Confite, peladilla o cualquier dulce pequeño 3. En Colombia y Rep. Dominicana, árbol leguminoso de hojas pubescentes y semillas de color rojo encendido.

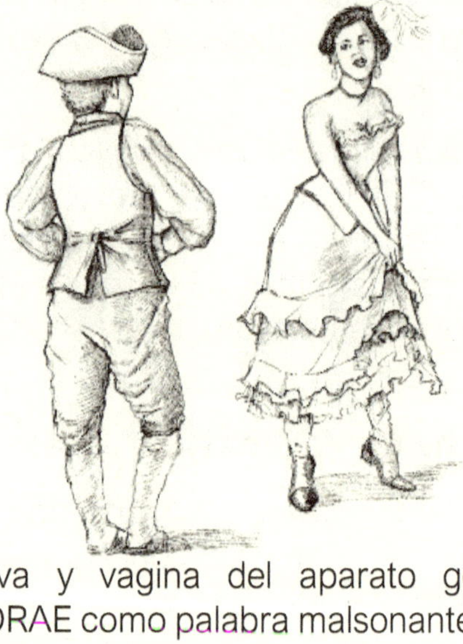

chumino*. Vulva y vagina del aparato genital femenino. Descrito en el DRAE como palabra malsonante. Su uso está sin duda extendido por toda la península, aunque es una palabra presente tanto entre el habla popular murciana como cartagenera.

Se dice que puede ser una derivación de la población local de la frase inglesa *show me now*, utilizada por los marinos que desembarcaban en los puertos de Málaga y Cádiz para que las prostitutas se levantaran la falda y les enseñasen los genitales.

dedo margarito. Dedo meñique. Salvador García Aguilar, Premio Nadal 1983 y afincado en Molina de Segura desde 1940 escribe estas líneas en su obra *Granada cajín*. «Como se propuso mi señora, el cuero de la cabeza rascose Abrahim Andalo con el dedo margarito de la mano derecha…».

empeine*. [1.] Parte superior del pie, que está entre la caña de la pierna y el principio de los dedos. [2.] Proviene del latín. *pecten, -inis.* Pelo del pubis, y se refiere a la parte inferior del vientre, entre las ingles. Es muy frecuente que el médico, sobre todo si no es murciano, solo conozca el primero de los significados.

galillo*. Del latín *galla*, agalla. [1.] Campanilla del velo del paladar [2.] Coloquialmente parte superior de la tráquea.

garreta. Tendón de Aquiles. En el DRAE se define garrón como extremo de la pata del conejo, de la res y otros animales por donde se cuelgan después de muertos. El término garreta se usa en cocina como la parte más alta de la pantorrilla de la ternera, que se emplea para hacer cocido.

gobanilla o bobanilla. Se usa para referirse a la muñeca en la Comarca del Altiplano (Yecla y Jumilla). También se utiliza este término en las provincias de Albacete, Cuenca, Ciudad Real, comarcas interiores de Valencia (Ayora, Comarca de los Serranos y Utiel-Requena), Alicante (Elda y Villena) y Castellón (comarca del Maestrazgo) e incluso se ha descrito su uso en el Losar (provincia de Ávila). Cuando hay una dolencia de la gobanilla, se coloca una ***gobanillera o bobanillera***.

gonce*. Lat *gonphus.* Griego *gómphos.* articulación o clavo. Articulación de los huesos. De aquí deriva la expresión «estar esgonzao», que significa estar muy cansado o dolorido y sin ganas de moverse. Se utiliza tanto en el Noroeste murciano como en gran parte de Granada y sierras del Sur de Albacete.

guajerro. Tráquea. En el DRAE existe la palabra gajuerro, que significa gañote, garguero. Delimita su uso a Andalucía. Gañote significa gaznate, y garguero parte superior de la tráquea. El libro *Léxico de la Región Prebética* define guajerro como tráquea del cerdo, que por su dureza se utiliza en guisos o potajes. También se usa para otros animales. Delimita su uso a Murcia, Andalucía oriental y Castilla la Mancha.

hermanos o hermanitos. Testículos.

hueso del jamón. Zona correspondiente al trocánter mayor.

llave del pie. Tobillo.

mollete del culo. La parte más gruesa del culo. El mollete según el DRAE es un panecillo de forma ovalada, esponjado y de poca cocción, ordinariamente blanco.

paletilla*. Omóplato. Es la forma más frecuente de definir este hueso en nuestra Comunidad Autónoma.

remo*. En el hombre y en los cuadrúpedos, brazo o pierna, aunque tiene otros significados conocidos. Con esta acepción se usa en Murcia para indicar las extremidades.

seta. Zona vulvar. *El diccionario etimológico de Corominas* sitúa su uso en Murcia y Ávila, aunque se emplea coloquialmente en otros lugares.

tabla del pecho. Esternón. Camilo José cela en su libro *Judíos, moros y cristianos* escribía: «El vagabundo, al entrar en Roa, enderezó las espaldas, hinchó la tabla del pecho, y levantó el mirar con altanería».

toto. Vagina. De uso común en países de Sudamérica, como República Dominicana, Cuba o Chile.

DERMATOLOGÍA

apavonado. Muy colorado y congestivo. «Está apavonao». En portugués tiene un significado parecido. de muchos colores, como las piernas del pavo.

bambolla*. Ampolla.

bufeta. Ampolla. También se usa con esta acepción en Valencia, aunque en valenciano/catalán significa vejiga de la orina.

bullío o bullimiento. Prurito o escozor. En algunas zonas de Almería se expresa como bullerío.

calentura. 1. Erupción en los labios que suele corresponder a un herpes simple. 2. Fiebre.

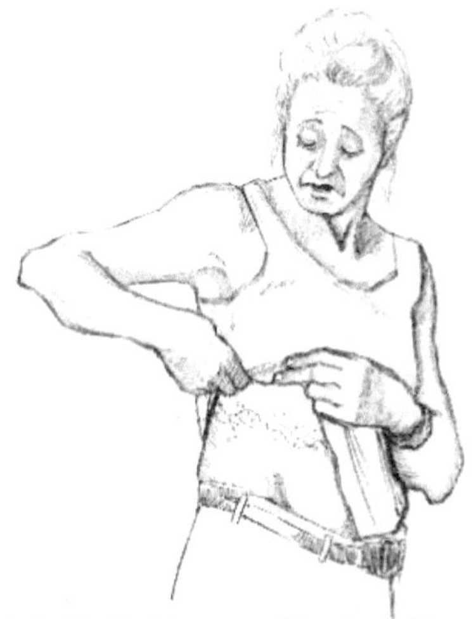

culebra o culebrilla*. Herpes Zoster. De uso extendido tanto en América como en España. El DRAE define culebrilla como una enfermedad viral que se manifiesta por un exantema en el que las vesículas se disponen a lo largo de los nervios, por lo cual son muy dolorosas.

custrirse*. En Andalucía, Murcia y Albacete cubrirse de costra, endurecerse. Con frecuencia se refiere a los labios o a las manos, secos y agrietados a consecuencia principalmente del frío.

estar cocío o estar recocío. Utilizado con el mismo significado que escocerse, palabra definida en el DRAE en su cuarta acepción como dicho de una parte del cuerpo que presenta enrojecimiento y con mayor o menor inflamación cutánea. Se asocia generalmente a una situación mantenida de calor y humedad en la zona lesionada.

«Se ha recocío por no cambiarse los pañales cuando tocaba».

estar escaldufao. Se ha escuchado en el Noroeste murciano para indicar que se padece un eritema de los pliegues o la piel macerada por el calor, el roce y la humedad. El DRAE define escaldufar como expresión propia de Murcia que significa sacar caldo de la olla.

grano ciego. Quiste sebáceo infectado sin punto de drenaje. Cuando alguien habla de un grano ciego quiere expresar generalmente que es muy doloroso.

Impedín: Mancha de color blanquecino o enrojecida y a veces con cierta descamación, que sale en la cara debido principalmente al aíre, al sol o al frío. Se pronuncia tanto *impedín* como *empedín* o *petín*. Por su semejanza con la palabra empeine, que en una de las definiciones del DRAE se describe como enfermedad del cutis, o con la palabra impétigo, también definida como dermatosis inflamatoria o infecciosa, puede proceder, al igual que estas, del latín *impedigo, -inis*. En La Especialidad Práctica, revista mensual de Medicina de 1918, encontramos el siguiente anuncio, en el que figuraba el término *empedines*.

DOCTOR SANTOYO.--LINARES

Alumno laureado de la Facultad de Madrid. — Cuatro Medallas de Plata. — Un Diploma de Honor

MUNDIFICANTE SANTOYO (nombre registrado)

Medicamento mercurial tan perfectamente equilibrado en sus componentes y con tal delicadeza elaborado que puede muy bien asegurarse, sin temor de ser desmentidos, que es una verdadera panacea de las enfermedades de la piel de causa externa, que son sin duda mucho más frecuentes que las de origen interno. Bien pronto se convence de ello cualquiera observando la frecuencia de los éxitos del **MUNDIFICANTE.**

Contra los parásitos de la piel (pediculus, acarus, etc.) no tiene rival por su eficacia y comodidad; pero su campo de acción se extiende a toda clase de **picores, pupas, erupciones, exudaciones, costras, costras de leche, empedines, herpes, granitos, salpullidos** y cualquier alteración de la salud de la piel, de causa conocida o desconocida, con tal que no proceda de un vicio de la sangre.

Es un polvo de fina perfumería que se usa con borla.— Paquete **1 peseta** en las farmacias.

En MADRID, **MARTIN Y DURAN Y PEREZ MARTIN Y COMPAÑIA**

También aparece con la misma forma en la Gaceta de Madrid nº138 de 1901, donde se busca una mula sustraída en Priego:

Señas de las caballerías.

Una mula pelo pardo, edad seis años, alzada sobre la marca, con empedines en ambas orejas.

ojo pollo u ojo de pollo*. Callo redondo y algo cóncavo hacia el centro que suele formarse entre los dedos de los pies. Generalmente doloroso.

payuelas*. Utilizada frecuentemente en Murcia, Castilla la Mancha y Andalucía para referirse a la varicela. Viruelas locas, según el DRAE, que no son otra cosa que la varicela.

picacera. Prurito importante, acompañado o no de erupción, de forma focal o generalizada. En Chile y Perú se usa para expresar desazón o resquemor.

ponerse encendío o tener una subida. Erupción eritematosa o habonosa en alguna parte del cuerpo o de forma generalizada, acompañada o no de prurito.

quiste macho y quiste hembra. Se le llama quiste macho a aquel que no se reproduce después de extirpado. El quiste hembra vuelve a aparecer en ocasiones en el mismo sitio o en zonas adyacentes.

seca*. [1] Período en el que se secan las pústulas de ciertas erupciones cutáneas. [2] Abultamiento en la piel que causa mucho dolor. Aunque este significado lo sitúa el DRAE en Costa Rica y Venezuela, también se usa con esta última acepción en Murcia.

DIGESTIVO

aliacán*. Del árabe *alyaraqán*, ictericia.

Estás malo de alicán
y la tristeza te come
y curarás si miras
el agüica como corre.

(Copla popular murciana).

angustia*. [1.] Ganas de vomitar. [2.] Estado de intranquilidad o inquietud muy intensas. Esta última es una acepción más conocida en otras comunidades autónomas y puede confundir al sanitario.

arqueás*. Náuseas y esfuerzos por vomitar. Su uso se extiende al menos por Castilla, La Mancha, Murcia, interior de Valencia y Andalucía.

comiente. Persona que come en abundancia. Cuando alguien es poco comiente, la población se refiere al estado habitual del paciente. Cuando está poco comiente se puede querer expresar una manifestación más de algún padecimiento.

«Desde hace un tiempo está muy poco comiente».

devolver*. Vomitar.

hacer de cuerpo. Defecar. Es una expresión eufemística, usada cuando no se quiere expresar abiertamente la situación que se padece. «Doctor, no puedo hacer de cuerpo».

irse de hilo. Tener diarrea. Aunque se usa en toda Murcia y en Albacete, las referencias encontradas proceden sobre todo de Cartagena y de Águilas.

irse de vareta*. Tener diarrea. Se puede suponer que la vareta se identifica con la pierna. Por tanto, es una expresión similar a la más conocida «irse por la pata abajo».

obrar*. Evacuar el vientre, defecar.

quebrancía. Hernia. Término de uso habitual en Ciudad Real, Albacete, Murcia y Andalucía.

regüeldo o regoldar*. Del lat *regurgitare*. Eructar los gases del estómago. Don Quijote se lo explica muy bien a su escudero Sancho Panza.

> «Ten en cuenta, Sancho, de no mascar a dos carrillos ni de erutar delante de nadie. Eso de erutar no entiendo, dijo Sancho, y D. Quijote le dijo. erutar, Sancho, quiere decir regoldar, y este es uno de los más torpes vocablos que tiene la lengua castellana, aunque es muy sinificativo, y así la gente curiosa se ha acogido al latín, y al regoldar dice erutar, y a los regüeldos erutaciones».

rescoldera*. Pirosis. El rescoldo es la brasa menuda resguardada por la ceniza.

salir afuera. Defecar. Esta expresión tiene su origen en la obligación de salir al exterior en las casas en las que no había inodoros, donde las necesidades debían de hacerse al aire libre.

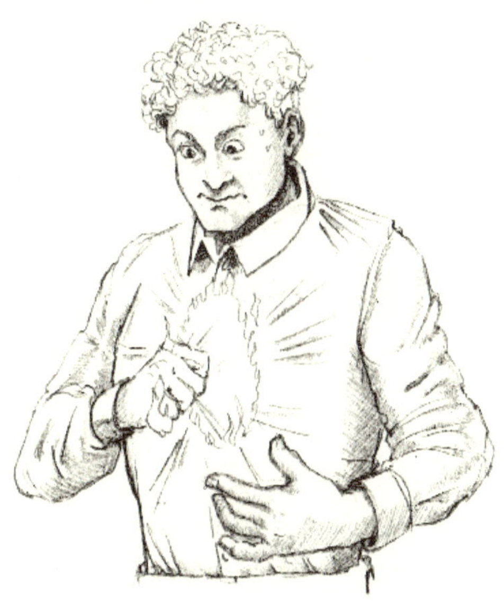

sentir una brasa o un abrasor o un asor. Brasa es leña o carbón encendido por total incandescencia. Cuando el enfermo se refiere a la sensación de paso de una brasa por el pecho está haciendo una metáfora de la sensación que produce el reflujo gastroesofágico, es decir, la pirosis.

sentir un o una quemazón. Tiene el mismo significado que la expresión anterior.

tener acedía. Según el DRAE quiere decir tener pereza o flojedad, o también angustia, tristeza o amargura. En nuestro lenguaje popular significa molestias estomacales identificables con la acidez o dispepsia, aunque también puede referirse a la pirosis.

zurrío de tripas. Un zurrido es un sonido bronco, desapacible y confuso (DRAE). La tripa es el intestino. Así suenan ocasionalmente los intestinos y así se suele expresar.

«Tengo un zurrío de tripas que es la orden».

NEUROLOGÍA

dar batíos la cabeza. Expresión que refleja un dolor en forma de golpes o pulsátil.

dar un aire*. - En el DRAE se define, entre otras acepciones, como ataque parcial y pasajero de parálisis u otra afección que se manifiesta instantáneamente. Suele referirse a la parálisis facial, que se manifiesta con desviación de la comisura labial e imposibilidad de cierre del ojo en el lado afectado. Parece que el origen de esta expresión se debe a la creencia de que al dormir con el pelo mojado puede «dar un aire» al producirse una corriente que enfríe la cabeza. Aunque este dicho no es exclusivo de Murcia, ya comienza a ser desconocido por la población más joven.

espertugá. Palabra usada en La Mancha, Cuenca, Sur de Alicante (Comarca de la Vega Baja), Murcia y Almería. Significa sobresalto, que normalmente se traduce en un movimiento brusco.

«Sintió en la mano una quemazón y pegó una espertugá».

hormigullla*. Proviene del diminutivo poco usado de hormiga. Cosquilleo, picazón o prurito.

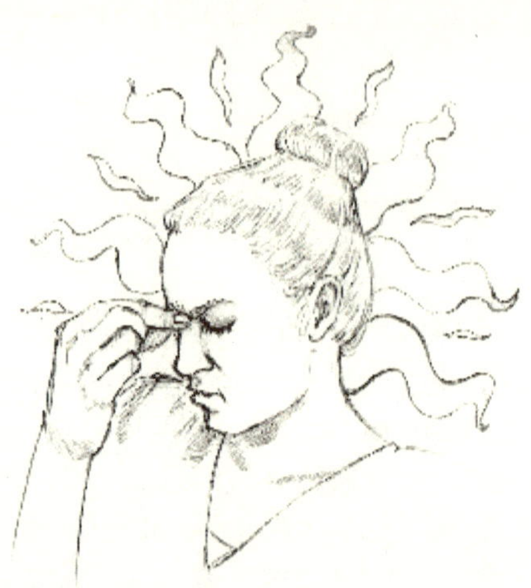

meterse el sol en la cabeza. Padecer un dolor de cabeza severo provocado por la exposición al sol. Antiguamente se creía que ocurría en días con nubes y claros, y que los rayos solares se introducían en la cabeza en los momentos de claridad. En la comarca de Caravaca se dice que se curaba con una sartén con agua hirviendo sobre la cabeza. En esta se colocaba estopa de cáñamo y un vaso invertido que se tragaba el agua. El proceso se acompañaba de los correspondientes rezos pronunciados por la persona conveniente.

movición*. Acción de moverse. Los enfermos suelen referirse a movimientos bruscos e involuntarios.

tener la pierna o la mano chopa. Tenerla dormida.

tener la cabeza o la mano zompa*. Tenerla torpe o tonta.

OFTALMOLOGÍA

boria en los ojos*. Niebla en los ojos, aunque la palabra boria parece transferida al castellano desde el catalán y el gallego (DRAE). En Murcia se dice con frecuencia «tengo el ojo emboriao».

niebla en los ojos. Es una expresión muy generalizada e imprecisa que puede expresar una pérdida de visión pasajera consecuencia del lagrimeo, una pérdida permanente de agudeza visual o el preludio de un mareo que puede acabar o no en una pérdida de conciencia.

ojo gandul. Expresión frecuente para denominar al ojo vago. Gandul proviene del árabe *gandur*, que significa truhan.

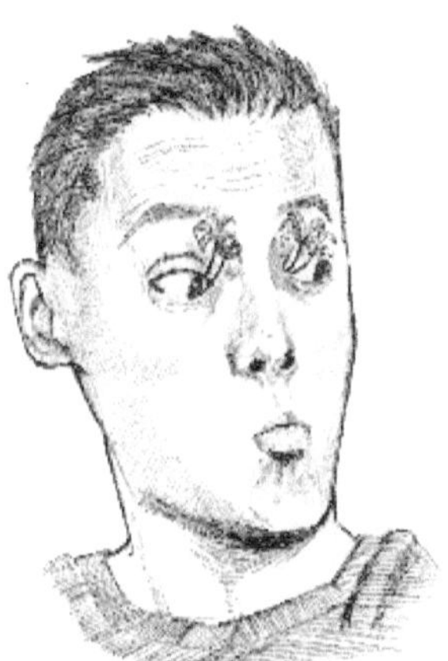

palmera. Forma popular de denominar al pterigium fundamentalmente en Andalucía, Murcia y Valencia. En Andalucía también se dice uña, y en Valencia tel o teleta. Palmera es una metáfora muy adecuada, puesto que, desde la córnea, el pterigium forma una «palmera» de vasos sanguíneos que se abre hacia la conjuntiva.

rabillo del ojo. Unión externa del párpado superior con el inferior, es decir el canto o ángulo externo.

taratańa. Es una forma de decir telarańa en la comarca del Altiplano, Noroeste y algunas comarcas valencianas. Tanto una como otra palabra se usan para denominar a la visión de moscas volantes causadas por el desprendimiento posterior del vítreo.

tener un telo en el ojo. Tener una zona de visión borrosa, que puede ser permanente o transitoria, como la niebla o la boria.

tensión en la vista. Forma coloquial de expresar el diagnóstico de glaucoma.

OTORRINOLARINGOLOGÍA

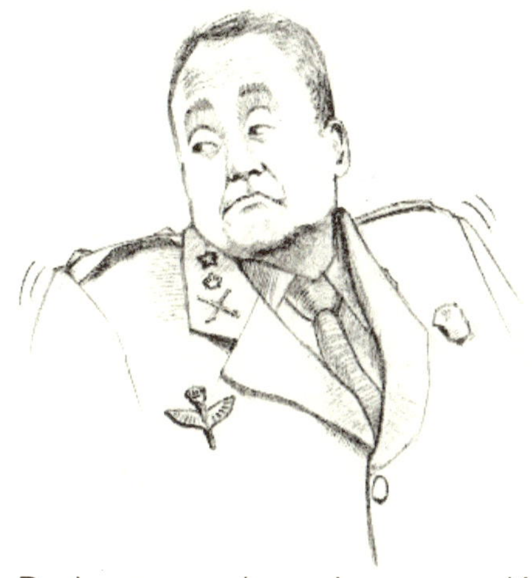

estar teniente. Padecer sordera. La expresión tiene origen militar, puesto que el capitán delegaba gran parte de sus funciones en el teniente, de forma que la tropa acudía a él con peticiones, quejas, reclamaciones, problemas o favores que debían llegar a instancias superiores. Ante muchas de ellas, el teniente hacía «oídos sordos». Aparece en la comedia *Los Baños de Árgel* (1615) de D. Miguel de Cervantes con este mismo significado.

moquita*. Moco claro que sale de la nariz.

soltarse la nariz. [1.] Sangrado nasal. [2.] Caída de moco generalmente transparente y de forma continua.

tener la boca como un zuro o hecha un zuro. Tener la boca muy seca. El zuro es o bien el corazón o raspa de la mazorca de maíz desgranada, o bien el corcho del árbol, que es el significado que se le da también en Andalucía, Murcia y Albacete (DRAE).

tener la garganta amarga como un cascabillo. El cascabillo, además de un cascabel, es la cáscara en la que se contiene el grano de trigo o cebada, así como la cúpula de la bellota, fruto caracterizado por su amargura.

tener la garganta amarga como las tueras. La tuera, cuyo nombre científico es *Citrullus colocynthis*, es una planta herbácea cuyo fruto maduro, que es como una naranja amarillenta, posee una pulpa diabólicamente amarga. Tiene un gran poder purgante, y también se ha utilizado como abortivo. Una dosis de 2 a 5 gramos es letal. Fue introducida por los árabes y se distribuye principalmente por el antiguo Reino de Murcia y Andalucía.

TRAUMATOLOGÍA

costalá. Caída brusca. Se utiliza tanto en Murcia como en la Mancha.

carne huía o carne cortá. Dolor producido por un golpe fuerte. Generalmente corresponde a un desgarro muscular o a una rotura fibrilar. Aparece en la comedia de Tirso de Molina *La celosa de sí misma.*

«Anda hermana, por tu vida,
que en dando en desencajar
vocablos de su lugar
parecerán carne huída».

chafarse las vértebras. Acción de fracturarse las vértebras, produciendo un acuñamiento o aplastamiento vertebral.

encarnadura*. Disposición atribuida a los tejidos del cuerpo vivo para reparar o cicatrizar sus lesiones. Palabra comúnmente expresada en Murcia como «encarnaura». *Tener buena o mala encarnadura.*

encomedio. Arcaísmo. Indica irradiación del dolor a la parte media de algún lugar o bien que está situado en medio de algún sitio.

> «El dolor se me va encomedio el culo» o «me duele encomedio el culo».

estar hecho un *ecce homo*. Estar muy maltrecho o magullado. *Ecce homo* significa he aquí el hombre o este es el hombre. Así se tradujo del griego en la Vulgata Latina el Evangelio de Juan en el momento en que Poncio Pilatos presentó a Jesús de Nazaret ante la muchedumbre a la que se sometía el destino del reo. En Murcia la pronunciación varía desde *ece homo* a *ici homo*.

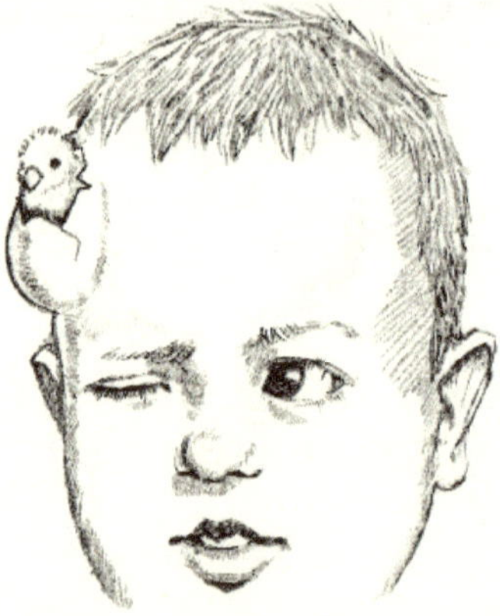

hacerse un huevo. Hacerse un chichón después de un buen golpe. También se utiliza para describir cualquier tipo de bulto en la piel. Esta acepción de huevo no está en el DRAE, aunque sí se encuentra en el *Diccionario nacional de la Lengua Española* de R.J. Domínguez de 1847.

lisiado. Participio de lisiar, del latín lisión. Lesión. Dicho de una persona que tiene alguna lesión permanente, especialmente en las extremidades. En Murcia se suele expresar como «estar lisiao».

recalcón. Golpe fuerte. Forma parte del habla popular tanto de las dos Castillas, como de Andalucía, Valencia y Murcia. Proviene de recalcar, que se define en el DRAE como lastimarse el pie por habérselo torcido en un movimiento violento.

tener abierta la mano, el pie o alguna articulación. Sufrir dolor producido por el uso continuado o por una torcedura, que pueden desembocar en una tendinitis, una artritis o un esguince. Es una expresión más utilizada en el Altiplano, La Mancha y las comarcas del interior de Valencia.

EXPRESIONES DE DOLOR

dar un crujío. [1.] Crujido articular, con o sin dolor, que suele ser de aparición brusca. [2.] Sensación de pinchazo propia de una rotura muscular.

dolemias o dolamas*. Achaques. Palabras frecuentes en el Noroeste murciano.

doler una miajica. Doler poco. Miajica es un diminutivo de migaja, que es una porción pequeña de algo (DRAE). También se puede expresar como «doler un poquico».

estar en un chillío, estar que se tira al suelo o que se tira de la cama. Sufrir un dolor insoportable.

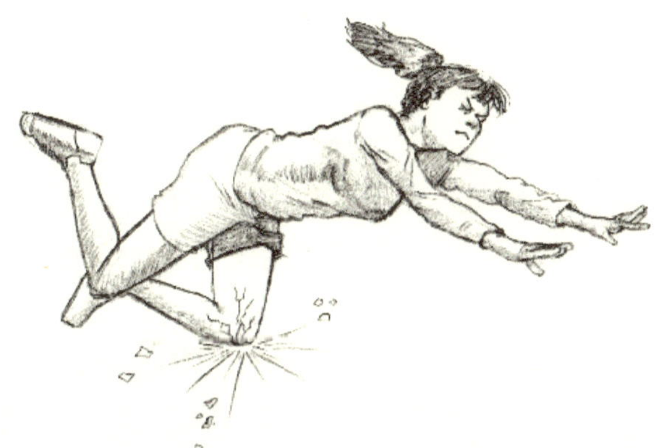

pegar un esclate. Generalmente se refiere a las articulaciones. Es lo mismo que «dar un crujío». También significa darse un golpe o tener una caída brusca con ruido acompañante. Se utiliza en la Comarca del Noroeste de Murcia. Probablemente provenga del catalán *esclatar*, que es romperse con ruido y proyección de fragmentos. En Cabezo de Torres, pueblo de la huerta de Murcia, escuchamos la siguiente expresión.

«Según los médicos, mi marido murió porque le esclató el corazón».

penica. Molestia no muy intensa, pero sí persistente.

rampazo. Padecer un calambre o la sensación de sufrir un dolor en forma de latigazo. Puede referirse a una contracción muscular brusca o a un dolor lancinante que se podría identificar como de origen neurógeno.

recomello*. 1. Malestar físico que no llega a ser verdadero dolor. 2. Disgusto que no se revela al exterior. Expresión utilizada en Andalucía y en Murcia.

remorcico. Tener un malestar o sensación dolorosa sorda y continua. Podría provenir del término catalán *remor*, que significa ruido confuso de fondo. Se usa tanto en Albacete como en Murcia.

OTRAS PALABRAS Y EXPRESIONES

abotijao. Congestionado o con dificultad de movimiento. Generalmente se refiere a personas obesas o con edemas. Hemos documentado su uso en las dos Castillas y en Andalucía.

acoramiento. Del latín *acor*. Amargura, disgusto. Dificultad o imposibilidad para respirar o sensación de falta de aire. El verbo **acorarse** se define en el DRAE como enfermar o desmedrar. En gallego, y con este mismo significado, existe la palabra «acoramento». Según García Soriano en su *Vocabulario del dialecto murciano* es una voz procedente del catalán.

amorrao. Deriva de **amodorrado***. Soñoliento, que tiene modorra. Modorra es somnolencia o sopor profundo o sueño profundo que a veces es patológico. Históricamente es importante la modorra guanche, gripe que causó una gran mortalidad entre los indígenas tinerfeños desprotegidos frente a las enfermedades, produciéndoles neumonía, encefalitis letárgica, amodorramiento y finalmente la muerte.

armar. Tener una erección. Palabra encontrada en recopilaciones de expresiones populares argentinas, peruanas y del lenguaje caló.

baldao. Baldar es impedir o dificultar la movilidad de una persona, de un animal o de alguno de los miembros de su cuerpo (DRAE). Estar baldao o baldado se utiliza en gran parte de la geografía española para expresar una situación de cansancio extremo o dolor que impide moverse con soltura.

capuzón. Empeoramiento significativo respecto al estado de salud anterior, aunque no de forma súbita. Para el DRAE, capuzón quiere decir chapuzón, aunque cuando se refiere al estado de salud, la población utiliza esta palabra en el primer sentido mencionado.

cargazón*. Pesadez sentida en alguna parte del cuerpo. Tener cargazón puede ser sufrir un insidioso dolor de cabeza, tener obstrucción nasal o abundante mucosidad pulmonar. También es frecuente escuchar la expresión «tengo un cargamiento».

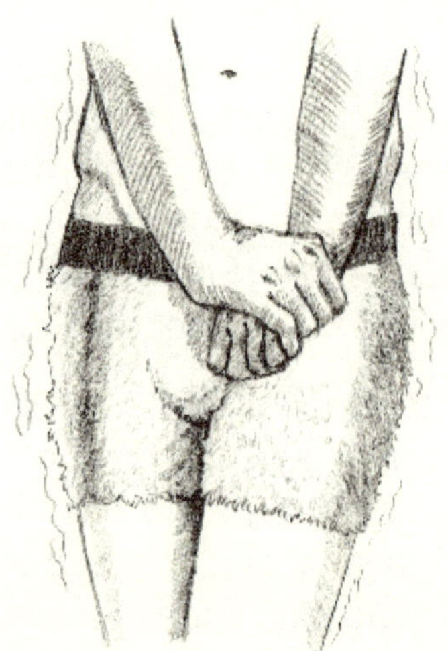

coger frío en el caño de la orina. Se identifica con la infección de orina. Probablemente por la creencia de que su aparición tiene relación con el frío y porque sus síntomas son similares a los padecidos con el frío, como es la urgencia miccional o el deseo perentorio de orinar.

cómodo o comodo*. Recipiente para excretar en la cama. Los sanitarios utilizan la palabra cuña con más frecuencia.

cuajarón*. Porción de sangre o de otro líquido que se ha cuajado. Los médicos le solemos llamar coágulo.

dar calentor. Acción de aplicar calor local mediante distintas técnicas de medicina física para el tratamiento de lesiones musculares o como calentamiento previo a la fisioterapia. Calentor parece una palabra importada por los primeros aragoneses que se afincaron en Murcia. En catalán significa calidad de caliente.

dar las corrientes. Acción de colocar el TENS (estimulación eléctrica transcutánea), para el tratamiento de ciertos dolores musculoesqueléticos.

dar un apechusque. Si bien la palabra apechusque, usada en Andalucía, la Mancha y Murcia, se define en el DRAE como utensilio, también en algunas comarcas de Albacete y en la región de Murcia se utiliza para referirse a la aparición brusca de una enfermedad de la que no se conoce la causa.

dar un faratute. Perder la salud de forma mal definida y repentina. Puede suponer desde una patología sin importancia hasta un problema de salud que desencadene en la muerte. Su uso se extiende desde Cádiz y Sevilla hasta Murcia y la Sierra de Albacete. En Almería también se dice farratute y en Sevilla faritute.

dar un paparajote. El paparajote es un postre típico de Murcia, elaborado con una hoja de limonero, cubierta con una masa de harina y huevo, que se fríe y espolvorea con azúcar y canela. El académico de la Lengua Española D. Arturo Pérez Reverte, comunicó la aceptación de esta palabra por la RAE el día 31 de marzo de 2016. Para la población murciana «dar un paparajote» quiere decir desvanecerse, marearse o incluso llegar a perder la conciencia.

dar un parraque. Dar un ataque o desmayo, según el diccionario del español actual de Seco, Andrés y Ramos.

dar un pipiritaje. Tiene el mismo significado que dar un paparajote o un faratute, aunque su uso se extiende desde

Extremadura hasta el Sur de la Comunidad Valenciana, pasando por Andalucía, Murcia y Castilla la Mancha.

dar un rampazo*. - Tiene el mismo significado que "*dar una rampa*", expresión extendida en la Comunidad Valenciana, y que significa calambre de los músculos. Un calambre es una contracción muscular involuntaria, dolorosa y de duración corta. Rampa proviene del gótico o franco *kramp*. El gótico o franco fue el idioma de visigodos y ostrogodos. En inglés *cramp* y en francés *crampe*. En Murcia, se utiliza generalmente con la forma aumentativa.

dar un trastorno*. Alteración leve de la salud según el DRAE. En Murcia, más que esto, significa mareo o desmayo, y no se suele tener, sino que suele dar.

> «Doctor, traigo a mi madre de urgencias porque le ha dao un trastorno».

desinquieto. Inquieto y desasosegado. De uso habitual en Canarias, aunque también en el Noroeste murciano y Calasparra. Se escucha también en Andalucía y Extremadura.

dormijoso*. Adormilado o propenso a la somnolencia. Presente en todas las recopilaciones de vocabulario popular de la Comunidad de Murcia.

elos. Pañales. Corresponde a una marca de pañales que aparecieron en los años 60 y se utilizaron hasta la aparición de los desechables. Consistían en una especie de braguitas de material impermeable, que se abrochaban con dos ganchos en la parte delantera. No es infrecuente la frase.

> «Vengo a por la receta de los elos» (pronunciado loh eloh en Murcia).

endormiscarse. Adormecerse. Probablemente procedente de Aragón.

estar hecho un vendo o estar hecho unos zorros. Vendo y zorros son sinónimos, y significan la orilla del paño, o tejido en piezas, hecho por lo regular en un hilo más basto y con varios colores (DRAE). Alude a un estado de flojedad importante, tal como quedan los paños después de prensarlos y escurrirlos.

esvarar o esbarar*. Del lat *exvarare*. Resbalar.

farrago*. Del lat *farrago*. Según el DRAE, montón de ideas o cosas desordenadas. En Murcia, los enfermos se refieren al moco acumulado en tráquea o bronquios.

helor*. Frío intenso y penetrante. Probablemente procedente de Aragón.

maticarse. Del árabe *mu'aticc*, que significa hacerse crónico. Aferrarse a una idea de forma repetitiva haciéndose pesada. Verbo muy usado en el Noroeste murciano.

no dar con la tela. No lograr llegar a un diagnóstico o tratamiento eficaz.

no puedo con mi alma. Estoy agotado, exhausto o sin energía.

no puedo dar paso. Tiene el mismo significado que la expresión anterior.

no ser mujer pa ná. Viene a ser lo mismo que no poder con el alma o no poder dar paso.

pararse*. Arabismo. Ponerse de pie o en posición vertical. El DRAE sitúa su uso en Murcia y en América. Es frecuente la confusión entre los médicos de otras comunidades cuando escuchan la expresión «Me duele la espalda cuando me paro», al no entender por qué el dolor aparece al dejar de moverse, cuando lo que el paciente quiere decir es que este aparece al quedarse de pie y generalmente inmóvil.

pesambre, pesaombre o pesombre. Sentimiento de tristeza, disgusto o desazón. Esta deformidad de la palabra pesadumbre se utiliza en el sureste de España. En Murcia se suele decir pesambre, mientras en Albacete y Cuenca, pesombre o pesaombre.

quedarse muerto o como muerto. Desde un simple susto hasta una aparatosa pérdida de conciencia. También se usa en catalán con la expresión «quedar mort» o «quedarse mort».

sondear*. Acción de sondar la orina.

tabardillo*. Coloquialmente es un malestar provocado por una exposición excesiva al sol. Históricamente se refiere al tifus exantemático, enfermedad generalizada transmitida por los piojos, y ya hay referencias a este término incluso en la toma de Granada, donde perecieron más de 16 000 soldados por esta causa.

tener grasa en la sangre. Tener niveles altos de colesterol o triglicéridos en sangre.

tener la sangre espesa. Expresión muy generalizada que puede derivar de las explicaciones que damos los propios médicos. Suele significar una situación de hipercoagulabilidad, o de poliglobulia. A veces los enfermos lo identifican también con la hipertrigliceridemia o hipercolesterolemia.

tener una olla. El enfermo dice tenerla cuando siente la caja torácica llena de mucosidad que borbotea como una olla con agua hirviendo.

tener una ventana en el pecho. Tener una sensación de desazón y ansiedad.

tos cansina*. El DRAE define cansino como una palabra típica de Andalucía que significa cansado o pesado, aunque se usa también con este sentido al menos en Murcia, Castilla la Mancha y Aragón.

tos sonsa. Tos tonta, generalmente continua y que se hace pesada. Viene a ser lo mismo que la tos cansina. Sonso según el DRAE es sinónimo de zonzo, que quiere decir tonto.

BIBLIOGRAFÍA

1. Cela, Camilo José. *Judíos, moros y cristianos*. Ed. Destino. Colección Austral. 2011.
2. Cervantes Saavedra, Miguel de. *Don Quijote de la Mancha*. RBA editores. Barcelona.1994.
3. Cervantes Saavedra, Miguel de. *Los Baños de Argel*. Klingua ed. 2011.
4. Corominas, Joan, Pascual, José Antonio. *Diccionario crítico etimológico castellano-hispánico de Corominas*. Joan Corominas y José Antonio Pascual. Ed. Gredos. Madrid. 1984.
5. De Arana Amurrio, José Ignacio. *El médico. Del templo al hospital*. YOU&US. SA. 2015.
6. Dominguez Moreno, José María .*Los trastornos ginecológicos desde la etnomedicina extremeña*. Revista de Folklore número 208. Fundación Joaquín Díaz. 1998.
7. Domínguez, Ramón Joaquín. *Diccionario nacional o Gran diccionario clásico de la Lengua Española*. 1847.
8. Font Quer, Pío. *Plantas Medicinales, El Dioscórides renovado*. Ediciones Península. 4ª edición. Barcelona. 2002.
9. Gaceta de Madrid nº138 de 1901. *Boletín Ordinario.*
10. Galiana, Ismael. *Insólita Murcia*. Servicio de publicaciones Universidad de Murcia. 1996.

11. García Aguilar, Salvador. *Granada Cajín*. Editora Regional de Murcia. 1990.
12. García Girona, Joaquím. Gimeno Betí, Lluis. *De lexicografía valenciana. Estudi del vocabulari del Maestrat*. Institut Universitari de Filología Valenciana. Publicacions de L'Abadía de Montserrat. Valencia/Barcelona. 1998.
13. García Soriano, Justo. *Vocabulario del Dialecto Murciano: con un estudio preliminar y un apéndice de documentos regionales.* Editora regional de Murcia. 1980.
14. Gómez Ortín, Francisco. *Vocabulario del Noroeste murciano*. Consejería de Cultura, Educación y Turismo. Editora Regional de Murcia.1991.
15. La Especialidad Práctica. *La revista Mensual de Medicina.* Zaragoza. Nº62. 1918.
16. Molina. Tirso de. *La celosa de sí misma*. Ed. Cátedra. Colección Letras Hispánicas. 2005.
17. Palomares, Eliseo. *Sinarcas. (Geo-historia, folklore, lenguaje y toponimia).* Tipografía Bernés. 1981.
18. Payán Sotomayor P. *Las hablas andaluzas. Faratute*. En ABC literario. Abril-1990.
19. Torres Fontes, Juan. *El poblamiento murciano en el S. XIII. Mozárabes y conversos*. Murgetana. 1962.

PÁGINAS WEB

- Asociación Serranía de Guadalajara (http://www.serraniadeguadalajara.com/).
- Biblioteca virtual Miguel de Cervantes (http://www.cervantesvirtual.com/).
- Calasparra (http://www.calasparra.org/palabrero-calasparreno/).
- Canal Sur (https://www.canalsur.es/noticias/el-origen-de-la-palabra-chumino/1482013.html).
- Cartagena de Levante (http://cartagenadelevante.com/diccionario-cartagenero).
- CNB Cartagena (http://www.cnbcartagenaip.tv/cartagena/expresiones-tipicamente-cartageneras/).
- Cosas de Andalucía (www.cosasdeandalucia.com).

- DLE RAE (http://dle.rae.es/).

- Diario médico (http://medicablogs.diariomedico.com/laboratorio/).
- Diccionario dialectal peraleo (https://raicesdeperaleda.com/diccionario/aire/p-5372).
- Diccionario murciano-castellano (http://www.galera-granada.es/diccionario/diccio.htm).
- Diccionari Invers de la Llengua Catalana (http://dilc.org/).
- Dr. José Belda (http://www.drbelda.es/oftalmologia-2/palmeras-y-otra-nomenclatura-popular-oftalmologica.html).
- El bien hablao (http://www.elbienhablao.es/).
- Fundación BBVA (https://www.fbbva.es/diccionario/parraque).
- Gente del puerto (http://www.gentedelpuerto.com/2010/09/26/784-palabrario-porteno/).
- José Antonio Martínez Lozano (http://www.joseantonioandarin.blogspot.com/2011/01/vocabulario-medico-popular).

- La casa del árbol (http://www.lacasadelarbol.es/).
- Medicina popular en Almería (http://medicinapopularenalmeria.blogspot.com.es/).
- Miescribania (https://miescribania.blogspot.com.es/2010/05/el-idioma-de-yecla.html).
- RegMurcia (http://www.regmurcia.com/).
- Revista electrónica de estudios Filológicos (www.um.es/tonosdigital/znum6/Recortes/Doctormeduele.htm).
- Rural Zoom (http://blog.ruralzoom.com/).
- Saber es práctico (www.saberespractico.com/curiosidades/diccionario-murciano-espanol-por-orden-alfabetico/).
- Tubabel (http://www.tubabel.com/pais/latinos)

www.ingramcontent.com/pod-product-compliance
Lightning Source LLC
LaVergne TN
LVHW041001150826
845672LV00002B/804

* 9 7 8 8 4 1 2 9 4 6 3 0 7 *